BEI GRIN MACHT SICH IHR WISSEN BEZAHLT

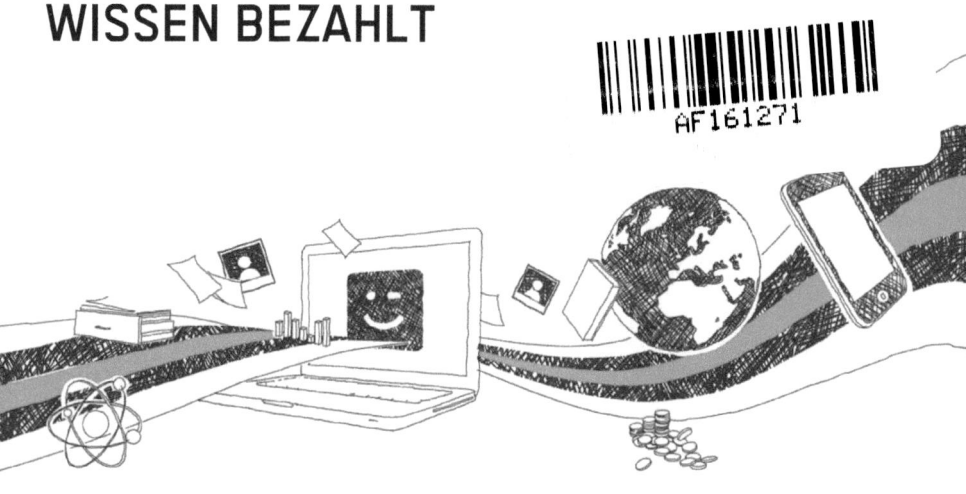

- Wir veröffentlichen Ihre Hausarbeit, Bachelor- und Masterarbeit

- Ihr eigenes eBook und Buch - weltweit in allen wichtigen Shops

- Verdienen Sie an jedem Verkauf

Jetzt bei www.GRIN.com hochladen und kostenlos publizieren

Jörg Kußmaul

Zur Bedeutung der Gesundheitswissenschaft für die Pflege am Beispiel der Gesundheitsförderung

BEI GRIN MACHT SICH IHR WISSEN BEZAHLT

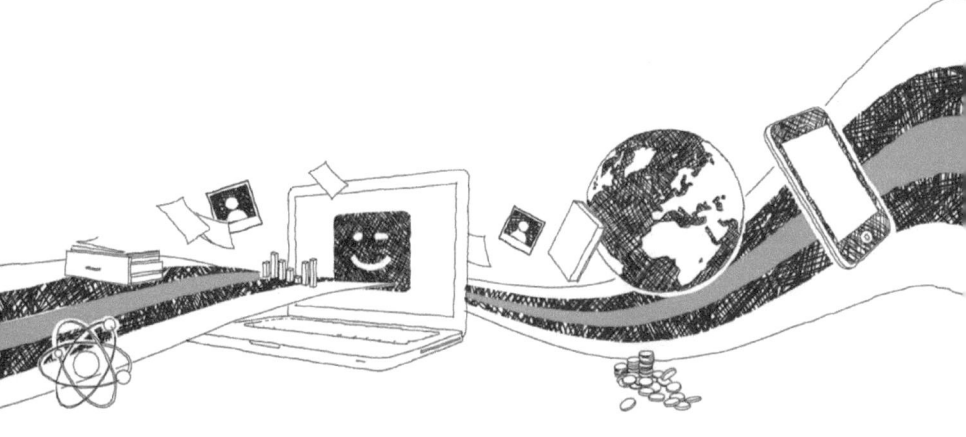

- Wir veröffentlichen Ihre Hausarbeit, Bachelor- und Masterarbeit

- Ihr eigenes eBook und Buch - weltweit in allen wichtigen Shops

- Verdienen Sie an jedem Verkauf

Jetzt bei www.GRIN.com hochladen und kostenlos publizieren

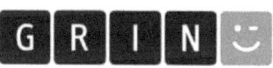

Bibliografische Information der Deutschen Nationalbibliothek:

Die Deutsche Bibliothek verzeichnet diese Publikation in der Deutschen National-
bibliografie; detaillierte bibliografische Daten sind im Internet über http://dnb.d-
nb.de/ abrufbar.

Dieses Werk sowie alle darin enthaltenen einzelnen Beiträge und Abbildungen
sind urheberrechtlich geschützt. Jede Verwertung, die nicht ausdrücklich vom
Urheberrechtsschutz zugelassen ist, bedarf der vorherigen Zustimmung des Verla-
ges. Das gilt insbesondere für Vervielfältigungen, Bearbeitungen, Übersetzungen,
Mikroverfilmungen, Auswertungen durch Datenbanken und für die Einspeicherung
und Verarbeitung in elektronische Systeme. Alle Rechte, auch die des auszugsweisen
Nachdrucks, der fotomechanischen Wiedergabe (einschließlich Mikrokopie) sowie
der Auswertung durch Datenbanken oder ähnliche Einrichtungen, vorbehalten.

Impressum:

Copyright © 2006 GRIN Verlag GmbH
Druck und Bindung: Books on Demand GmbH, Norderstedt Germany
ISBN: 978-3-640-21860-8

Dieses Buch bei GRIN:

http://www.grin.com/de/e-book/118511/zur-bedeutung-der-gesundheitswissenschaft-
fuer-die-pflege-am-beispiel-der

GRIN - Your knowledge has value

Der GRIN Verlag publiziert seit 1998 wissenschaftliche Arbeiten von Studenten, Hochschullehrern und anderen Akademikern als eBook und gedrucktes Buch. Die Verlagswebsite www.grin.com ist die ideale Plattform zur Veröffentlichung von Hausarbeiten, Abschlussarbeiten, wissenschaftlichen Aufsätzen, Dissertationen und Fachbüchern.

Besuchen Sie uns im Internet:

http://www.grin.com/

http://www.facebook.com/grincom

http://www.twitter.com/grin_com

Hamburger Fern-Hochschule
Studiengang Pflegemanagement
Studienzentrum Stuttgart

Studienfach Gesundheitswissenschaft
Prüfungskennzeichen PM-GEW-P12

Hausarbeit zum Themenkomplex
Zur Bedeutung der Gesundheitswissenschaft für die Pflege am Beispiel der Gesundheitsförderung

Herbstsemester

von

Jörg Kußmaul

Abgabedatum 18.02.2006

Inhaltsverzeichnis

Inhaltsverzeichnis	2
Abbildungsverzeichnis	4
Tabellenverzeichnis	4
Vorwort	5
1. Darstellung der Wissenschaftszweige in der Gesundheits- und Pflegewissenschaft	**6**
1.1 Pflegewissenschaft - Ursprung und Etablierung in Deutschland	6
1.2 Gesundheits- und Krankenpflege	7
1.3 Paradigmendebatte in der Pflege	7
1.4 Professionalisierung und Akademisierung in der Pflege	8
1.5 Definition von Gesundheitswissenschaft	8
1.6 Definition Gesundheit	9
1.7 Bezugsdisziplinen der Pflege- und Gesundheitswissenschaft	10
1.8 Aufgabenbereiche und Perspektiven der Gesundheitswissenschaft	11
2. Konzepte der Gesundheitsförderung	**12**
2.1 Gesundheitsförderung in Abgrenzung zur Prävention	12
2.2 Die Salutogenese von Antonovsky	13
2.3 Ottawa-Charta	14
2.4 Ebenen der Gesundheitsförderung	15
2.4.1 Personale Ebene	15
2.4.2 Verhaltensebene	16
2.4.3 Verhältnisebene	16
2.5 Methoden der Gesundheitsförderung	17
2.5.1 Gesundheitsaufklärung und –beratung	17
2.5.2 Gesundheitserziehung und –bildung	19
2.5.3 Gesundheitstraining und –selbsthilfe	20
2.6 Setting-Ansätze in der Gesundheitsförderung	21

3. Anwendung der Gesundheitsförderung in Pflegeberufen   **22**

    3.1 Belastungen und Gesundheitsrisiken im Pflegeberuf   22

       3.1.1 Psychische Anforderungen   23

       3.1.2 Physische Anforderungen   23

       3.1.3 Betriebliche Belastungen   24

    3.2 Betriebliche Gesundheitsförderung   24

       3.2.1 Leitbild und Führungsgrundsätze   25

       3.2.2 Unternehmenskultur   25

       3.2.3 Mitarbeiterpartizipation   26

    3.3 Projekt Gesundheitsförderung in der Altenpflegeausbildung   26

4. Zusammenfassung und Ausblick   **27**

Literaturverzeichnis   **29**

Abbildungsverzeichnis

Abb.1 Arbeitsunfähigkeit nach Krankheitsarten und Geschlecht   23
(Fehlzeitenreport 2004)

Tabellenverzeichnis

Tab. 1 Einzeldisziplinen der Gesundheitswissenschaft   10
(vgl. Hurrelmann 2003 S.31 f.)

Tab. 2 Gegenüberstellung Gesundheitsförderung und Prävention   12
(vgl. Hurrelmann/Lasser 2003 S.395 f.)

Tab. 3 Handlungsqualifikationen und –strategien   14
der Gesundheitsförderung (vgl. Waller o.Jg., S.11 u.15)

Tab. 4 Gegenüberstellung Gesundheitsaufklärung und –beratung   17
(vgl. Sabo u. a. S.55 u. 61)

Vorwort

Das Gesundheitswesen in Deutschland ist einem kontinuierlichen Reformwandel ausgesetzt. Dieser wird durch einen steigenden wirtschaftlichen Druck, die demographischen Entwicklungen der Bevölkerung sowie durch ein zunehmendes chronisch-degeneratives Erkrankungsspektrum verursacht. Steigende Beitragssätze, Zuzahlungen bei Medikamenten, Einschränkungen der Krankenkassenleistungen und die Zweiklassenmedizin bewirken Verunsicherungen in der Bevölkerung.

Diese Rahmenbedingungen stellen hohe Anforderungen an das Pflegemanagement sowie an das Pflegepersonal. Das Berufsbild Pflege wird mit umfangreichen Belastungsfaktoren in Verbindung gebracht. Die Gesundheitswissenschaft konstituiert sich gerade in Deutschland als junge Wissenschaft. Sie ist gleichbedeutend mit der in den USA und anderen Ländern bereits etablierten Wissenschaft Public Health. Die Gesundheitswissenschaft bietet Theorien und Konzepte an, die eine Weiterentwicklung des Gesundheit- und Versorgungssystems unterstützen können.

Im Folgenden soll nun untersucht werden, welche Bedeutung und Einfluss die Gesundheitswissenschaft auf die Pflege hat. Darlegt werden soll dies am Beispiel der Gesundheitsförderung in Pflegeberufen.

Im ersten Kapitel werden die Wissenschaftszweige der Gesundheits- und Pflegewissenschaft bezüglich ihrer Entstehung und grundsätzlicher Inhalte dargestellt. Das Kapitel wird auch auf die notwendigen Weiterentwicklungen im Gesundheitswesen eingehen. Im zweiten Kapitel wird auf die Gesundheitsförderung mit Ihren grundlegenden Inhalten, Ebenen und Methoden eingegangen. Im folgenden dritten Kapitel werden von einer grundsätzlichen Beschreibung ausgehend die Belastungen aufgezeigt, denen das Pflegepersonal ausgesetzt ist. Besonderes Augenmerk wird darauf gelegt, wie die Gesundheitsförderung in der Altenpflegeausbildung angewendet werden kann.

Im abschließenden vierten Kapitel werden die erlangten Erkenntnisse komprimiert dargelegt und Handlungsmöglichkeiten aufgezeigt.

1. Darstellung der Wissenschaftszweige in der Gesundheits- und Pflegewissenschaft

1.1 Pflegewissenschaft - Ursprung und Etablierung in Deutschland

In den USA wurde der Pflegeberuf bereits seit Anfang des 20. Jahrhunderts als Wissenschaft betrachtet. Ein erster Studiengang, mit dem abschließenden akademischen Grad des Bachelor in der Krankenpflege, wurde im Jahre 1910 von der Universität von Minnesota eingerichtet. Im weiteren zeitlichen Verlauf folgte eine kontinuierliche Professionalisierung und Akademisierung in der Pflege. Anfänglich wurden vor allem Theorien mit großer Reichweite entwickelt. Sie waren allerdings gleichzeitig oft praxisfern. Seit 20 Jahren hat inzwischen eine Kurskorrektur zu mittleren und geringen Reichweiten stattgefunden. (vgl. Moers et al, 1997, S.289). Bereits seit 1970 wurde in Großbritannien eine sehr praxisnahe Theoriebildung mit geringen und mittleren Reichweiten betrieben, die überwiegend auf die wissenschaftliche Erklärung pflegerische Phänomene setzte (vgl. Moers et al, 1997, S.209).

In Deutschland fand hingegen erst zu Begin der 90er Jahre, mit Eröffnung der Studiengangs „Pflegepädagogik" an der Humbolt Universität zu Berlin und des 1. bundesdeutschen pflegebezogenen Studiengangs „Krankenpflegemanagment" an der Fachhochschule Osnabrück, eine Akademisierung in der Pflege statt. Mittlerweile werden über 50 pflegespezifische Studiengänge gezählt (vgl. Winter 2005, S.4).

Ausschlaggebend für die Akademisierung war der Mangel an qualifiziertem Personal sowie der desolate Situation der Pflegeberufe. Ein weiterer Antriebsgrund war der Wunsch, an die fortgeschrittene internationale Entwicklung in der Pflege anzuknüpfen. Aber auch veränderte gesellschaftliche, wirtschaftliche und technische Rahmenbedingungen stellten neue Herausforderungen an die Pflege. Sie machten es notwendig, dass sich die Wissenschaft damit befasste.

1.2 Gesundheits- und Krankenpflege

Die Bezeichnung Krankenpflege drückt bereits die medizinisch-krankheitsorientierte Sichtwiese aus. Das deutsche Gesundheitssystem ist in vielen Bereichen vornehmlich kurativ ausgerichtet (vgl. AOK Gesundheit + Gesellschaft Blickpunkt 2004, S.3). Das heißt, die Heilung bereits ausgebrochener Krankheiten steht im Mittelpunkt. Die Gesundheitsförderung und Prävention als Maßnahmen, finden in der Regel aufgrund fehlender Qualifikation der Pflegekräfte und dem engen zeitlichen Arbeitsrahmen nur eingeschränkt statt. Der Begriff „Gesundheitspflege" wurde bereits von Florence Nightingale vor über hundert Jahren geprägt. Die Pflege hat diesen Aspekt lange Zeit nicht in ihre Tätigkeit impliziert (vgl. Waller, o.J., S.9).

In Deutschland wird im Krankenpflegegesetz von 2004 erstmalig offiziell von Gesundheits- und Krankenpflege gesprochen. Im §8 der Ausbildungs- und Prüfungsverordnung wird festgehalten, dass die Schüler befähigt werden sollen, den Bedarf an Gesundheitsvorsorge für den Patienten, aber auch für sich feststellen zu können.

„Mit dieser Zielsetzung wird deutlich, daß die Krankenpflege als Profession Teil nimmt am gesellschaftlichen Auftrag, die Gesundheit aller Menschen zu fördern. (…) Das heißt, daß Prävention und Gesundheitsförderung zentrale und selbstverständliche Aufgabengebiete der Krankenpflege sind" (Brieskorn-Zinke 1996, S.16 f.).

1.3 Paradigmendebatte in der Pflege

Zentrale Aussagen, Wertvorstellungen und Normen haben sich in der Pflege mehrmals geändert. Ursprüngliches Leitmotiv war die Barmherzigkeit und christliche Nächstenliebe. Lange Zeit war die Pflege kranker Menschen ein typisch weiblicher Hilfsberuf, der zuerst im Dienste der Kirche stand, die sich um das Heil der Menschen bemühte, und später im Dienste der Medizin, deren Anliegen die Heilung kranker Menschen war (vgl. Juchli 1994, S. 8).

Ein Metaparadigma wurde erst 1978 von Fawcett mit den Schlüsselbegriffen Patient, Gesundheit – Krankheit, Umgebung und Pflege aufgestellt. Schwächen zeigten sich bald an den fehlenden Abgrenzungen der Begrifflichkeiten auf.

„Im bundesdeutschen Kontext wird die Paradigmenfrage der Pflege seit einigen Jahren lebhaft diskutiert. Während auf der einen Seite der viel zu frühe Zeitpunkt für die Entstehung eines Paradigmas angemerkt wird (…) geht der Tenor auch der hiesigen Diskussion ganz ähnlich von einer Warnung davor aus, ein pflegespezifisches Paradigma bereits jetzt schon entwickeln zu wollen und dabei möglicherweise paradigmatische Entwicklungen benachbarter Disziplinen aus dem Auge zu verlieren" (Müller 2003 S.11).

1.4 Professionalisierung und Akademisierung in der Pflege

An die Pflege werden verstärkt anspruchsvolle und hoch differenzierte Anforderungen gestellt, die mit den bisherigen Arbeitsweisen nicht ausreichend kompensiert werden können. Weiterhin muss sie sich auf Veränderungen der Rahmenbedingungen vorbereiten, um neue Tätigkeitsfelder zu erschließen. Hierfür ist es erforderlich, dass die evidenzbasierte Gesundheits- und Pflegewissenschaft direkten Einzug in die alltägliche Pflegepraxis erhält, um dort elementare Veränderungen bewirken zu können (vgl. Müller 2003, S.29). Um dieses Ziel zu erreichen, werden qualifizierte Pflegeexperten vor Ort benötigt. Sie können die wissenschaftlichen Ergebnisse in der Pflege umsetzen und eine Steuerungsfunktion in hochkomplexen Pflegesituationen übernehmen. Künftige Tätigkeitsfelder sind:

- Palliativ Care   - Koordination und Vernetzung von Pflegedienstleistungen
- Prävention   - Ambulante Intensivpflege
- Rehabilitation   - Gesundheitsförderung
- Beratungen   - Interdisziplinäre Arbeitsweisen

1.5 Definition von Gesundheitswissenschaft

Wichtig ist, zwischen den Begriffen *„Gesundheitswissenschaften"* im Plural und *„Gesundheitswissenschaft"* im Singular zu differenzieren.

„Mit dem Begriff *"Gesundheitswissenschaften"* werden die Wissenschaften bezeichnet, die sich – aus jeweils unterschiedlicher Perspektive – mit Gesundheit beschäftigen, wie insbesondere Gesundheitssoziologie, Gesundheitspsychologie, Gesundheitspädagogik, Gesundheitsökonomie, aber auch Sozial- und Umweltmedizin" (Waller, o.J., S.6).

Die „*Gesundheitswissenschaft*" ist ein eigener Zweig der Wissenschaft. Sie ist bestrebt, Elemente und Sichtweisen verschiedener Fachdisziplinen zu fokussieren, um mit diesem Fundus ein ganzheitliches Verständnis von Gesundheit zur Verfügung stellen zu können. Die Gesundheitswissenschaft ist bestrebt, sich als unverkennbare und eigenständige Wissenschaftsdisziplin zu konstituieren.

1.6 Definition Gesundheit

Gesund zu sein wird subjektiv von vielen Menschen als ein positiver und wünschenswerter Zustand beschrieben. Wissenschaftszweige wie die Medizin, Psychologie, Soziologie usw. haben jeweils aus ihrer Sichtweise und entsprechend ihrem Fachgebiet Gesundheit definiert. Eine objektive Betrachtung und allgemein gültige Definition von Gesundheit gibt es hingegen bis heute nicht.

Begriffsbestimmungen von Gesundheit werden in *mono- oder inter-disziplinäre Definitionen,* entsprechend der quantitativen Aufnahme unterschiedlicher wissenschaftliche Disziplinen kategorisiert. Weiterhin lassen sie sich in eine Wertaussage, ein Abgrenzungskonzept und als Funktionsaussage kategorisieren (vgl. Göckenjan 1991, S.15).

Eine oft zitierte und zugleich kritisierte interdisziplinäre Definition von Gesundheit, wurde in der Verfassung der World Health Organization (WHO) im Jahr 1948 aufgestellt: *„Health ist the state of complete physical, mental and social well-being and not merely the absence of disease or infirmity"* (WHO 1948).

„Das Faszinierende dieser Definition war der damals eher neue Ansatz der Ganzheitsbetrachtung. Sie beschränkte sich nicht nur auf den Körper, sondern verursachte, Gesundheit umfassend zu definieren; neu war vor allem der Bezug von Gesundheit und sozialem Umfeld. Richtigerweise stellt die WHO fest, dass Gesundheit etwas an sich Erstrebenswertes ist" (Juchli 1994, S.37).

Keine allgemeine Zustimmung erfährt vor allem die Beschreibung des vollkommenen Wohlbefindens. Dieser Ausdruck wird von vielen Kritikern rational als unmöglich deklariert, da absolute Zustände nicht zu erreichen seien.

Die Gesundheitswissenschaft hingegen hat eine mehrdimensionale Sichtweise hinsichtlich der vielfachen Einflüsse und Faktoren die Gesundheit bedingen. Diese Einflussfaktoren gehen von den fachlichen Einzeldisziplinen der Gesundheitswissenschaft aus.

1.7 Bezugsdisziplinen der Pflege- und Gesundheitswissenschaft

Die geforderte Multidisziplinarität in der Pflege- und Gesundheitswissenschaft erfordert den Rückgriff auf verschiedene angrenzende Wissenschaftsgebiete. Die Vielfalt der daraus erwachsenden Methoden sind wichtige Voraussetzungen, um bei komplizierten und komplexen Problemen, sinnvolle Lösungen anbieten zu können. Die Pflegewissenschaft bedient sich dabei vornehmlich aus der Medizin, Soziologie, Psychologie, Pädagogik, Gesundheitswissenschaft und der Betriebs- und Volkswirtschaftslehre.

Zwar ist die Medizin die wichtigste Quelle für die Pflege, doch sie löst sich sukzessiv, da die Medizin sich zu sehr auf die Krankheit an sich konzentriert. Medizinische Zusammenhänge bleiben zwar wichtig, doch stellen sie nicht mehr den alleinigen Ausgangspunkt für pflegerisches Handeln dar. Alternative pflegerische Handlungsmöglichkeiten werden durch die Pflegewissenschaft angeboten.

Die fachlichen Einzeldisziplinen in der Gesundheitswissenschaft entstammen aus zwei verschiedenen paradigmatischen Denkschulen. Zum einen das medizinisch-naturwissenschaftliche Paradigma mit der Epidemiologie als wissenschaftliche Methode und zum anderen das sozialverhaltens- und organisationswissenschaftliche Paradigma, das sich der empirischen Sozialforschung als Methode bedient.

Wissenschaftliche Methode: Empirischen Sozialforschung	Sozialverhaltens- und Organisationswissenschaftliches Paradigma	Medizinisch-naturwissenschaftliches Paradigma	Wissenschaftliche Methode: Epidemiologie
	Gesundheitspsychologie und Gesundheitserziehung	Teilbereiche Human- und Biomedizin	
	Gesundheitsökonomie	Verhaltens- und Sozialmedizin	
	Managementwissenschaften	Psychiatrie und Neurologie	
	Organisationswissenschaften	Arbeits- und Umweltmedizin	

Tab.1 Fachliche Einzeldisziplinen der Gesundheitswissenschaft (vgl. Hurrelmann/ Laaser 2003 S.31 f.)

1.8 Aufgabenbereiche und Perspektiven der Gesundheitswissenschaft

Die Gesundheitswissenschaften analysieren die körperlichen, psychischen und gesellschaftlichen Bedingungen von Gesundheit und Krankheit, erfassen systematisch die Verbreitung von gesundheitlichen Störungen in der Bevölkerung und die Konsequenzen für Organisation und Struktur des medizinischen und psychosozialen Versorgungssystems (vgl. Hurrelmann/ Laaser 2003, S.17).

Das deutsche Gesundheitssystem ist in seinen Strukturen größtenteils defizitorientiert. Gesundheitsförderliche oder präventive Maßnahmen sowie hierfür nötige Hilfsmittel werden in der Regel nicht von den Kranken- und Pflegekassen finanziert wie etwa Maßnahmen zur Vermeidung von Druckgeschwüren (Dekubitus). Neue Modelle mit optimierten Versorgungsstrukturen müssen geschaffen werden, um auf die verantwortlichen Bedingungen zur Verbreitung von Krankheit und deren gesundheitsschädigenden Faktoren in der Bevölkerung, adäquat agieren und reagieren zu können (vgl. Bundesärztekammer 2002).

Eine rein medizinische Verfahrensstruktur wird nicht ausreichen, um die aktuellen Herausforderungen zu bewältigen. Eine Lösungsstrategie sollte eine Kombination von soziologischen, psychologischen, ökologischen, medizinischen, verhaltenswissenschaftlichen und pflegerischen Kompetenzen integrieren (vgl. Waller, o.J., S.12).

Diese multidisziplinäre Handlungsmöglichkeiten der Gesundheitswissenschaft, verbunden mit einem neuen Blickwinkel auf den Begriff „Gesundheit", dienen als Vorraussetzungen zur Bildung eines Versorgungsmodells, das geeignet ist, auf die gegebenen Veränderungen in unserer Gesellschaft zu reagieren. Der salutogenetische Ansatz von Antonovsky, kann in der Diskussion des Gesundheits- und Krankheitsbegriffs, einen wesentlichen Beitrag leisten. Er wird im Kapitel 2.2 veranschaulicht (vgl. Bengel u.a. 2001, S.98).

Die Politik, der Gesetzgeber und die verantwortlichten Institute müssen sich für Konzepte der Gesundheitsförderung und Prävention weiter öffnen, um sie fest in das Gesundheitssystem integrieren zu können (vgl. Hurrelmann/ Lasser 2003 S. 19). Die Gesundheitswissenschaft und Forschung bieten Möglichkeiten, um zu einer ökonomischen Stabilisierung des Gesundheitssystems beizutragen.

2. Konzepte der Gesundheitsförderung

„Gesundheitsförderung umfasst alle Aktivitäten, die Individuen und Gruppen befähigen, bessere Kontrolle über die Gesundheitsbelange zu bekommen und damit ihre eigenen Gesundheitsbedingungen aktiv zu verbessern. Es ist ein Handlungskonzept, welche Maßnahmen initiiert, die sich gesundheitlich positiv auf die Lebensweise, die Umgebung, soziale und persönliche Faktoren auswirken" (Brieskorn-Zinke, 2004, S.3).

2.1 Gesundheitsförderung in Abgrenzung zur Prävention

Die faktische Trennung von Gesundheitsförderung und Prävention ist in der Theorie gut darstellbar. Gesundheitsförderung beabsichtigt die Ressourcenförderung und die Prävention bezweckt eine Risikominimierung. Dabei wird die Prävention in eine primäre, sekundäre oder tertiäre Ebene unterteilt (vgl. Hurrelmann/Lasser 2003 S. 395).

In der Praxis kommt es aber oftmals zu einer Vermischung, so dass einzelne Maßnahmen nicht mehr punktuell dem jeweiligen gesundheitswissenschaftlichen Konzept zuzurechnen sind. Die Entscheidung, eine generelle Impfung einzuführen, ist zum Beispiel Bestandteil der Gesundheitsförderung. Dennoch ist die Durchführung der Impfung der Prävention zuzuordnen.

	Gesundheitsförderung	**Prävention**
Ziel	-Gesundheit erhalten -Gesundheitspotentiale entwickeln	Krankheiten vorbeugen
Methode	Ressourcenförderung	Risikominimierung
Geltungsbereich	Gesamtbevölkerung	Risikogruppen/ Zielgruppen
Menschenbild	Förderungsbedürftig	Erziehungsbedürftig
Denkweise	Eine Krise dient als Chance selbständiger zu werden	Eine Krise soll von vorneherein vermieden werden

Tab. 2 Gegenüberstellung Gesundheitsförderung und Prävention (vgl. Hurrelmann/ Lasser 2003 S. 395 f.)

2.2 Die Salutogenese von Antonovsky

„Die Salutogenetische Fragestellung ist: Warum bleiben Menschen – trotz vieler potentiell gesundheitsgefährdender Einflüsse – gesund? Wie schaffen sie es, sich von Erkrankungen wieder zu erholen? Was ist das Besondere an Menschen, die trotz extremster Belastungen nicht krank werden?" (Bengel u.a. 2001, S.24). Diese Fragestellungen beinhalten einen Paradigmenwechsel und damit einen neuen theoretischen Hintergrund zur Förderung von Gesundheit.

In seinem Modell beschreibt der amerikanisch-israelische Medizinsoziologe Antonovsky (1923 -1994) das Gesundheits-Krankheits-Kontinuum mit den Polen Gesundheit/ körperliches Wohlbefinden und Krankheit/ körperliches Missempfinden. Gesundheit und Krankheit verhalten sich nicht dichotom, sondern es herrscht eine Gleichzeitigkeit von gesunden und kranken Tendenzen vor, deren Verhältnis lediglich zueinander variiert (vgl. Bengel u.a. 2001, S.32).

Die entsprechende Positionierung in dem Gesundheits-Krankheits-Kontinuum wird dabei von einer Reihe einerseits belastenden, risikoreicher und damit pathogenen Faktoren (psychosoziale, physische und biochemische Stressoren), anderseits auch mit entlastender, schützender und somit salutogener Faktoren (körperliche, psychische, materielle, soziale, kulturelle und makrostrukturelle Widerstandsressourcen), beeinflusst.

Die geistig-seelische Globalorientierung die er als Kohärenzsinn (sense of coherence = SOC) bezeichnet, wird von Ihm als zentrale Widerstandsressource beschrieben. Sie setzt sich zusammenfassend aus Verstehbarkeit (comprehen-sibility), Handhabbarkeit (manageability) und Bedeutsamkeit, Sinnhaftigkeit (meaningfulness) zusammen (vgl. Waller, o.J., S.22).

Das Modell setzt durch seine Komplexität hohe Anforderungen und ein umfassendes Verständnis zur praktischen Anwendung voraus. Es ist heute noch aktuell. In der Gesundheitsförderung ist es gerade wegen der Orientierung zur Gesundheit von großer Bedeutung und konnte sich deshalb im deutschsprachigen Raum etablieren.

„Die Bedeutung der Salutogenese für Gesundheit und Gesundheitsförderung stellte Antonovsky in einer Metapher dar: Aus salutogenetischer Perspektive ist das Leben eines jeden Menschen wie ein mehr oder weniger gefährlicher Fluss. Alle Menschen bewegen sich stets in diesem Fluss an jeweils unterschiedlichen Stellen. Die Frage für Gesundheitsförderung lautet nun: An welcher Stelle im Fluss befindet sich eine Person, und wie gut kann sie schwimmen? Die individuelle Fähigkeit zu schwimmen entspricht den internen Ressourcen eines Menschen. Der Fluss steht für die Lebensbedingungen eines Menschen. Gesundheitsförderung ist bemüht, den Fluss entsprechend zu gestalten und die individuelle Schwimmfähigkeit zu fördern, damit das Schwimmen im Fluss möglich ist" (Stiftung Gesundheitsförderung Schweiz 2006).

2.3 Ottawa-Charta

Die Ottawa-Charta der WHO, wurde am 21.November 1986 auf der ersten internationalen Konferenz zur Gesundheitsförderung in Ottawa vorgestellt. Darin wurden alle internationalen Gesundheitsorganisationen aufgerufen, sich aktiv für die Gesundheitsfördernd einzusetzen.

Als Vorraussetzung für Gesundheit sieht die Ottawa-Charta Folgendes an: „Grundlegende Bedingungen und konstituierende Momente von Gesundheit sind Frieden, angemessene Wohnbedingungen, Bildung, Ernährung, ein stabiles Ökosystem, eine sorgfältige Verwendung vorhandener Naturressourcen, soziale Gerechtigkeit und Chancengleichheit. Jede Verbesserung des Gesundheitszustandes ist zwangsläufig fest an diese Grundvorrausetzungen gebunden" (Ottawa-Charta 1986, S.1).

Die Gesundheitsförderung in der Ottawa-Charta wird als Prozess beschrieben, der allen Menschen ein höheres Maß an Selbstbestimmung über die eigene Gesundheit ermöglichen soll. Ausdrückliche Betonung erfährt die Gesundheitsfördernd als eine gesundheitsgerechte Gestaltung der sozialen und natürlichen Umwelt. Das Ziel ist dabei, jedem Menschen die notwendigen Kompetenzen zu vermitteln, damit er seinen individuellen Gesundheitsstatus dauerhaft erhöhen kann. Die optimale Lebensqualität setzt sich aus verschiedenen Faktoren zusammen, wobei die Gesundheit als ein maßgeblicher Wert eingeschätzt wird.

Es sollen Brücken über die Institutionellen Grenzen hinweg gebaut werden, um bei der Konsolidierung der Gesundheitsförderung, das Ziel einer paritätischen und konstruktiven Zusammenarbeit auf mehreren Ebenen und über die Berufsgruppen hinweg, zu erreichen (vgl. Hurrelmann/ Lasser 2003 S.396).

Die Ottawa-Charta benennt folgende Handlungsqualifikationen und -strategien:

Handlungsqualifikationen der Gesundheitsförderung
Interessen vertreten
Interessen befähigen und ermöglichen
Interessen vermitteln und vernetzen
Handlungsstrategien der Gesundheitsförderung
Entwicklung einer gesundheitsfördernden Gesamtpolitik
Schaffung gesundheitsfördernder Lebenswelten
Unterstützung gesundheitsfördernder Gemeinschaftsaktionen
Entwicklung persönlicher Kompetenzen
Neuorientierung der Gesundheitsdienste

Tab.3 Handlungsqualifikationen und -strategien der Gesundheitsförderung (vgl. Waller o.Jg., S.11 u. 15)

2.4 Ebenen der Gesundheitsförderung

Die Gesundheitswissenschaft unterscheidet drei Ebenen der Gesundheitsförderung: die personale Ebene, die Verhaltensebene und die Verhältnisebene.

2.4.1 Personale Ebene

Auf der personalen Ebene sollen individuelle Kompetenzen unterstützt werden, die den Menschen in seiner Persönlichkeitsentwicklung begünstigen. Dabei gilt es, seine individuellen Ressourcen zu erkennen und weiterzuentwickeln. Die Gesundheitsförderung will mit gesundheitsbezogener Bildung Menschen helfen, zu einem selbständigen Handeln zu gelangen. Die Bereicherung seiner sozialen Kompetenzen bietet die notwendige Grundlage.

Ziel ist es dem Menschen Möglichkeiten der Selbständigkeit zu schaffen, damit er eine dauerhafte gesunde Lebensweise annehmen kann. Dabei gilt es, ihm zu einem lebenslangen Lernen anzuleiten, damit er schwierige Lebenslagen, wie Krankheit oder eine dauerhafte Behinderung kompensieren kann.

Vorraussetzung für eine Gesundheitsförderung auf personaler Ebene ist es, den Menschen in Kindergärten, Schulen, Ausbildungsstätten sowie späteren Arbeitsbereichen und Wirkungsstätten zu erreichen. Die aktive Umsetzung kann in Verantwortung von Firmen, Behörden, öffentliche Körperschaften, kirchlichen Träger sowie die Bildungs- und Gesundheitsinstitutionen liegen (vgl. Waller, o.J., S.12).

2.4.2 Verhaltensebene

Merkmale der Verhaltensebene sind die gemeinschaftlich realisierten gesundheitsbezogenen Aktivitäten von Bürgern in einer Gemeinde oder Nachbarschaften. Diese Aktivitäten werden in hohem Maße autonom entschieden, geplant, koordiniert und durchgeführt. Für diesen Prozess müssen Gemeinden oder auch gemeinschaftliche Initiativen Teilhabe und Mitbestimmung für Gesundheitsbelange erhalten; aber auch die benötigten Mittel für die Durchführung. Hierzu zählen finanzielle Mittel aber auch der kontinuierliche Zugang zu relevanten Informationen (vgl. Waller, o.J., S.12).

Als Beispiel kann eine Initiative zur Angehörigenpflege in einem Dorf aufgeführt werden, die sich bei der Pflege und Betreuung von Angehörigen gegenseitig unterstützt. In regelmäßigen Informationsveranstaltungen werden die gewonnenen Erfahrungen an Interessierte weitergegeben und zur Vertiefung fachkundige Experten eingeladen.

2.4.2 Verhältnisebene

Die Verhältnisebene beinhaltet die Bedeutung des sozial-ökologischen Weges zur Gesundheit, deren Grundlage die enge Bindung zwischen Mensch und Umwelt ist. Die Gesundheitsförderung muss in ihre Strategien und deren Umsetzungen den globalen Schutz der sozialen und natürlichen vorhandenen Ressourcen mit einbeziehen. Angesprochen werden dabei Staaten, Regionen und Gemeinden.

Die Art und Weise wie eine Gesellschaft die Lebens-, Arbeits- und Freizeitbedingungen manifestiert und mit Werthaltigkeit versieht, soll zur Gesundheit der Menschen beitragen. Gesundheitliche Folgen einer sich schnell verändernden Umwelt finden besondere Beachtung (vgl. Waller, o.J., S.12).

2.5 Methoden der Gesundheitsförderung

Die Begrifflichkeiten einzelnen Methoden der Gesundheitsförderung werden oft synonym verwendet. Bei genauerer Betrachtung lassen sich jedoch signifikante Unterschiede in der Konzeption und strategischen Reichweite feststellen.

2.5.1 Gesundheitsaufklärung und -beratung

Gesundheitsaufklärung und Gesundheitsberatung sind Methoden des Informationstransfers und damit ein Instrument der Gesundheitsförderung und der Prävention. Sie unterscheiden sich in der Art und Weise der Informationsweitergabe.

	Gesundheitsaufklärung	Gesundheitsberatung
Zielsetzung	Informationsvermittlung	Informationsvermittlung
Art und Weise	Massenkommunikation	Personale Kommunikation
Kontaktaufnahme	Unpersönliche Form	Persönliche Form
Medien	Rundfunk, Internet, Fernsehen, Flyer, Informationsbroschüren usw.	Einzel- und Gruppengespräche

Tab. 4 Gegenüberstellung Gesundheitsaufklärung und Gesundheitsberatung (vgl. Sabo u. a. S.55 u. 61)

Gesundheitsaufklärung in Pflegeberufen kann z.B. eine Zusammenfassung von allen relevanten Informationen zum Umgang mit MRSA infizierten Patienten in einer Broschüre beinhalten. Diese wird anschließend an alle Mitarbeiter in einer Institution verteilt, um notwendige Handlungsweisen für Eigen- und Fremdschutz sowie generelle Sicherheitsverhältnisse auf Station zu schaffen.

Eine Möglichkeit der persönlichen Gesundheitsberatung wäre auch eine Suchtberatung für betroffene Pflegemitarbeiter. Im Rahmen einer Stationsteamsitzung könnte eine externe Beratung durch das Gesundheitsamt stattfinden, die Inhalte über Infektionsmöglichkeiten während der Arbeit aufzeigt.

Finales Ziel beider Methoden ist es, eine möglichst hohe Motivation für gesundheitsförderliches und präventives Verhalten, bei einem Menschen zu erzeugen. Reschke (1990) unterscheidet drei Motivationsparadigmen:

1. Motivation durch Angst

Eine kontroverse Diskussion begleitet diesen Ansatz mit der Fragestellung, ob es wirklich möglich ist, eine Motivation durch Angst zu erzeugen oder ob es eher zu einer Verdrängung verbunden mit paradoxen Reaktionen führte. Die Bundeszentrale für gesundheitliche Aufklärung (BZgA), sieht den Einsatz von Furchttabellen in präventiven Kampagnen als sinnvoll an. Die alleinige angstbesetzte Botschaft reicht jedoch nicht aus. Sie muss ebenfalls Möglichkeiten zur Reduktion der Gefahr beinhalten, sowie den Empfänger von der Richtigkeit des Inhalts glaubhaft überzeugen können. Synchron müssen strukturellen Veränderungen in seinem Umfeld z.B. Rauchverbot im Krankenhaus vorgenommen werden (vgl. Barth u.a. 1998, S.122 f.).

2. Motivation durch Modellernen

Das Modell (Bild, Film, Personen usw.) dient als Verhaltensvorgabe und soll zur Rezeption animieren. Eine Gefahr besteht jedoch darin, dass es zu einer falschen Interpretation beim Empfänger, durch die ausgesendete Information kommen kann. Es besteht die Möglichkeit, dass dieser Effekt bewusst herbeigeführt werden kann z.b. wenn es sich um Werbemaßnahmen eines Konzerns handelt für freiverkäufliche Abführmittel die eine Unbedenklichkeit in der täglichen Anwendung suggerieren sollen.

3. Motivation durch Sachinformation

Sie gehört zu der häufigsten Methode in der Gesundheitsaufklärung und -beratung. Die Evaluation massenkommunikativer Informationsmaßnahmen zeigen jedoch in der Regel nur zeitlich begrenzte Wirkungserfolge. Um die Wirkkraft zu erhöhen, müssen die Aktionen in der Regel mehrfach durchgeführt werden. Nur so ist die Chance gegeben, einen Einstellungswechsel herbeizuführen, um eine Verhaltensänderung auslösen zu können (vgl. Reschke 1990, S.470). Zusätzliche Informationen die z.B. neue Forschungsergebnisse im Zusammenhang von Rauchen und einer Krebserkrankung aufzeigen, können als dauerhafte Motivationsgrundlage dienen.

2.5.2 Gesundheitserziehung und –bildung

„Gesundheitsbildung/ Gesundheitserziehung umfasst bewusst gestaltete Lernmöglichkeiten, die gewissen Formen der Kommunikation einschließen und zur Verbesserung der Gesundheitsalphabetisierung entwickelt wurden" (WHO 1998 S.14).

Nur ein informierter Mensch ist ein gesunder Mensch. So lautet der Grundsatz der Gesundheitserziehung. Sie ist in ihrer Wirkungsweise autoritär geprägt und richtet sich mit dem Ziel der Vorbeugung von Krankheiten vornehmlich an Kinder und Jugendliche. Die Gesundheitserziehung findet gewöhnlich in einem institutionellen Rahmen statt und wird oft als Belehrung mit dem erhobenen Zeigefinger wahrgenommen. Diese Art der Kommunikation löst bei den entwicklungsbedingten psychologischen Verhaltensmustern von Kindern und Jugendlichen allerdings eher Trotzreaktion, als ein gesteigertes Interesse für eine gesunde Lebensweise aus.

Eine mögliche Anwendung könnte die Gesundheitserziehung in den ersten Ausbildungslehrjahren für einen Pflegeberuf sein. In Bezug auf den Wirkungsgrad und die Sinnhaftigkeit dieser Kommunikation sollten Alternativmöglichkeiten überdacht werden.

Gesundheitsbildung mit ihrem partizipativen Ansatz richtet sich im Gegensatz zur Gesundheitserziehung an eine erwachsene Zielgruppe. Sie findet ebenfalls vornehmlich auf freiwilliger Basis in einem institutionellen Rahmen statt. Die freie Selbstbestimmung als volljähriger Mensch ist für Gesundheitsbildung elementar. Das Augenmerk liegt auf der Erkennung und Förderung von Gesundheitspotenzialen zur Unterstützung der weiteren Persönlichkeitsentwicklung. Sie ist gekennzeichnet durch:

-freiwillige Teilnahme;
-teilnehmerorientiertes, soziales und selbst bestimmtes Lernen;
-ein ganzheitliches Bildungskonzept und Menschenbild;
-ein Umfassendes Gesundheitsverständnis (vgl. Franzkowiak u.a., 2003, S.69).

„Gesundheitsbildung zielt also in diesem Zusammenhang auch auf gesunde Selbstbildung. Demnach ist die Suche nach mehr Gesundheitsorientierung in der Pflege auch eine direkte Aufforderung nach mehr Gesundheitsbewusstsein der Pflegenden für sich selbst. Pflegende brauchen mehr Gesundheitswissen und auch mehr Gesundheitsgewissen" (Brieskorn-Zinke 1996 S.17).

Eine praktische speziell für Pflegekräfte positionierte Anwendung in der Gesundheitsbildung an Volkshochschulen, wären die Bewegungs- und Körpererfahrungen im Bereich gesundes Bewegungstraining und der Zielgruppengymnastik. Weiterhin könnte eine Bildungsmaßnahme über Erkrankungen und Heilmethoden angeboten werden, die über Naturheilkunde, Hausmittel und Heilkräuter berichtet.

2.5.3 Gesundheitstraining und -selbsthilfe

„Gesundheitstraining ist ein Verhaltenstraining mit dem Ziel, durch Erlernen, Einüben und Stabilisieren von gesunden Verhaltensweisen oder Problemlösungsstrategien eine dauerhafte Verhaltensänderungen (sic!) herbeizuführen" (Sabo u.a. 2003, S.119).

Praktische Beispiele bilden Rückenschulen oder ein Anti-Stresstraining das im Rahmen der betrieblichen Gesundheitsförderung in einem Krankenhaus angeboten werden kann. Als personenbezogene Methode der Gesundheitsförderung hat das Gesundheitstraining den Sinn, die Rückbesinnung und Sensibilisierung für den eigenen Körper und seine Signale wieder zu finden. Kennzeichnende Methoden des Gesundheitstrainings sind:

- Meditation und Entspannung in der Bewegung z.B. Qi Gong, Yoga;
- Meditation und Entspannung in der Ruhe z.B. Autogenes Training;
- Körperorientierte Selbsterfahrung z.B. Bioenergetik, Feldenkrais;
- Massage und Atemarbeit z.B. Fußreflexzonenmassage, Akupressur

(vgl. Schneider-Wohlfahrt. U./O. Wach 1994, S.20).

Der stark wachsende Wellnessmarkt, beinhaltet Aktivitäten wie Fitnesstraining, Nordic-Walking, Jogging usw. die gleichwohl zum Wohlbefinden eines Menschen beitragen können. Wettstreit orientierte sportliche Aktivitäten werden jedoch ausgeschlossen, da nicht der Wettkampfes sondern die Gesundheit betont werden soll.

Die Gesundheitsselbsthilfe bietet Möglichkeiten für Menschen, Selbsthilfegruppen zu gründen. Sie bietet dabei eine Vielzahl Möglichkeiten der Entfaltung an, die sich mit unterschiedlichsten Themenbereichen befassen können. Sie basiert auf einer hohen Akzeptanz in der Bevölkerung und trägt zur Sicherung von Menschen in schwierigen Lebenssituationen bei.

Das zentrale Ziel ist es, Menschen zur freiwilligen, gleich berechtigten und selbst bestimmten Mitarbeit in Selbsthilfegruppen anzuregen. Hier finden sich Menschen, deren Aktivitäten sich auf die gemeinsame Bewältigung von Krankheiten, psychischen oder sozialen Problemen richten, von denen sie, entweder selbst oder als Angehörige, betroffen sind (vgl. Deutsche Arbeitsgemeinschaft Selbsthilfegruppen e.V. 2006).

Die Gesetzgebung hat die Bedeutung der Selbsthilfe erkannt und dessen Förderung im Sozialgesetzbuch V verankert: „Die Krankenkasse soll Selbsthilfegruppen, - Organisationen und –Kontaktstellen fördern, die sich die Prävention oder die Rehabilitation (…) zum Ziel gesetzt haben" (Sozialgesetzbuch V, § 20 Abs. 4).

In der Praxis können Selbsthilfegruppen in einer Einrichtung von Pflegenden gegründet werden, die alle nebenberuflich Angehörige pflegen und dadurch einer Doppelbelastung ausgesetzt sind. Gemeinsam könnten etwa Kompensationsmöglichkeiten besprochen und ausgetauscht werden.

2.6 Setting-Ansätze in der Gesundheitsförderung

„Settings sind komplexe Organisationen. Sie sind intersektoral (d.h. unter Berücksichtigung unterschiedlicher Organisations- und Politikebenen) und multidisziplinär (d.h. unter Beteiligung verschiedener Berufsgruppen) angelegt und betonen die besondere Bedeutung der Mitwirkung der Betroffenen (Partizipation)" (Waller, o.J., S.40).

Maßnahmen zur Gesundheitsförderung im Setting, gelten als besonders Erfolg versprechend. Charakteristisch und vor allem vorteilhaft ist das zeitgleiche Erreichen unterschiedlicher Zielgruppen. Änderungen im menschlichen Verhalten sind möglich und langfristig stabil, wenn sie in den Alltag integriert werden können und mit den vorherrschenden Gewohnheiten und Werten in Einklang zu bringen sind. Im Setting können gesundheitsrelevante Rahmenbedingungen gezielt unter Einbeziehung und

Mitwirkung der Betroffenen in deren Wirkungsstätten wie z.B. Schulen, Betrieben verbessert werden.

Die WHO hat seit der Verabschiedung der Ottawa-Charta 1986 bereits vier große Projekte initiiert:

- Gesunde-Städte;
- Gesundheitsfördernde Schule;
- Gesundheitsförderndes Krankenhaus;
- Gesundheitsförderung im Betrieb (vgl. Waller, o.J., S.17).

3. Anwendung der Gesundheitsförderung in Pflegeberufen

3.1 Belastungen und Gesundheitsrisiken in Pflegeberufen

Der Pflegeberuf stellt hohe Anforderungen an die psychische und physische Belastbarkeit. Anforderungen, welche die Leistungsfähigkeit vieler Pflegekräfte auf die Dauer übersteigen. Hinzu kommen vielfach ungünstige Arbeitszeiten (Schicht- und Nachtdienst), unzureichende und oft gestörte Pausen, sowie anspruchsvolle Arbeitszeiten (z. B. Überstunden, Bereitschaftsdienst).

Besondere Risiken hat der Nachdienst hinsichtlich Arbeitsunfälle. Im Jahr 2002 hat Berufsgenossenschaft für Gesundheitsdienst und Wohlfahrtspflege (BGW) 12.037 Arbeitsunfälle gemeldet, die sich in den Abend- und Nachtstunden ereignet haben (vgl. Berufsgenossenschaft für Gesundheitsdienst und Wohlfahrtspflege 2004, S.8).

Als Ergebnis hoher Anforderungen bei unzureichenden Rahmenbedingungen und mangelhaften Erfolgserlebnissen kommt es zudem bei den Gesundheitsberufen besonders häufig zu überdurchschnittlich hohen krankheitsbedingten Fehlzeiten und zum charakteristischen „Burnout-Syndrom".

Die höchsten Krankenstandswerte nach Berufsgruppen 2003 hatten die Bauberufe mit 4,6% sowie „Krankenpflegepersonal" mit 4% zu verzeichnen. Der niedrigste Krankenstand entfiel mit 2,0% und 1,9% auf die Berufsgruppen „Ärzte/Apotheker" und „Ingenieure" (vgl. Barmer Gesundheitsreport 2004 S.7). Vor allem Altenpflegeeinrichtungen liegen mit einem Krankenstand von 5,8% deutlich über dem allgemeinen Branchendurchschnitt von 4,9% (vgl. Pressetext Fehlzeiten- Report 2004 S.1).

3.1.1 Psychische Anforderungen

Der Umgang mit Schicksalen, Ausscheidungsgerüchen, Todesängsten, Aggressionen, Leidensäußerungen, Hilflosigkeit und Hoffnungslosigkeit spiegeln nur einen kleinen Teil der psychischen und seelischen Belastungen wider.

Die Hamburger Berufsgenossenschaft für Gesundheitsdienst und Wohlfahrtspflege (BGW) hat in einer repräsentativen Umfrage ermittelt, dass das Siechtum alter und kranker Menschen für die Altenpflegekräfte den größten Stressfaktor bei ihrer Arbeit darstellt. Als weiterer Stressfaktor wird das permanente Gefühl zu wenig Zeit für gute und ausreichende Pflege zu haben genannt (vgl. Berufsgenossenschaft für Gesundheitsdienst und Wohlfahrtspflege 2005 S.19).

3.1.2 Physische Anforderungen

In vielen Bereichen werden hohe körperliche Belastungen gestellt wie bei:
- Dem Heben und Tragen von Lasten bzw. von Patienten;
- Ständigem Gehen oder Stehen bei der Arbeit
- Belastungen durch schädliche Umgebungseinflüsse z. B. Zugluft, Raumklima
- Infektionsgefahren z. B. Tbc, Hepatitis, HIV.

Im Schaubild Abb. 1 wird ersichtlich, dass vor allem Muskel- und Skeletterkrankungen Ursachen hoher Fehlzeiten in Altenpflegeeinrichtungen und Krankenhäusern sind.

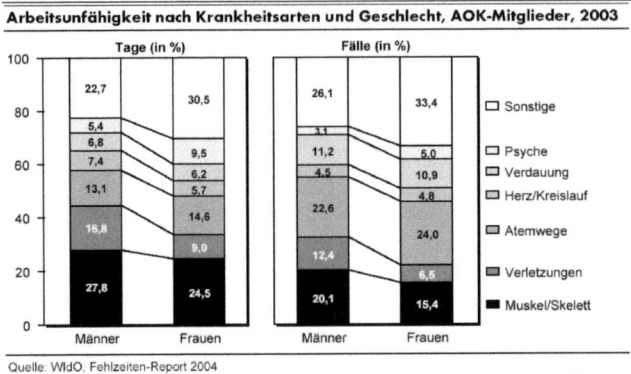

Abb.1 Arbeitsunfähigkeit nach Krankheitsarten und Geschlecht

3.1.3 Betriebsbedingte Belastungen

Mängel in der Arbeitsorganisation z.B. geringer Handlungsspielraum, berufsfremde Aufgaben, unzureichende Abstimmung und Defizite bei der Personalführung z.b. fehlende Information und mangelhafte Kommunikation, unzureichende Anerkennung und fehlende Unterstützung stellen zusätzliche Quellen für Stress und Unzufriedenheit dar.

„Viele Belastungen resultieren nicht aus der Pflegetätigkeit selber, sondern aus der Arbeitsorganisation. Befragungsergebnisse zeigten, dass die Beschäftigten in Krankenhäusern zu einem beträchtlichen Teil Belastungen durch Organisationsmängel beklagen" (Pressetext Fehlzeitenreport 2004 S.2).

Das Kuratorium Deutsche Altershilfe (KDA) weist darauf hin, dass „Mitarbeiter in stationären Altenpflegeeinrichtungen oft keine Gelegenheit haben, ihre vorgeschriebene Pause ungestört zu verbringen. Das führt zu weiterer Überlastung in einem ohnehin schon stressigen Beruf, der von Arbeitsverdichtung sowie häufigeren und längeren Krankheitsausfällen gekennzeichnet ist" (Kuratorium Deutsche Altershilfe 2004).

3.2 Betriebliche Gesundheitsförderung

Im Konzept der betrieblichen Gesundheitsförderung als Ergänzung zum konventionellen Arbeits- und Gesundheitsschutz kommt der salutogenetische Paradigmenwechsel zum Ausdruck:

Es wird nicht mehr nur gefragt „Welche Arbeit macht krank und durch welche Schutzmaßnahmen kann dies verhindert werden?". Es wird zudem gefragt: „Welche Arbeit erhält gesund und durch welche Stärkung der Ressourcen kann dies gefördert werden?"

Ziele die durch die betriebliche Gesundheitsförderung, seit Mitte der 80er Jahre erreicht werden sollen, sind die Förderung der Gesundheit von Mitarbeitern, Fehlzeitenreduktion, Umsetzung von Gesetzen, Verbesserung des Betriebsklimas und die Verwirklichung der Unternehmensphilosophie. Bereiche der Gesundheitsförderung am Arbeitsplatz bilden Einstellungsuntersuchungen, der Unfallschutz, die Erste Hilfe und die medizinische Behandlung sowie die Überwachung von Gesundheits- und Infektionskrankheiten. Weitere Bereiche sind die Aufklärung und Beratung zu gesünderen Lebensweisen,

Verfahren und Regelungen zur Schaffung gesünderer Arbeitsbedingungen und die Bereitstellung von Diensten, z.b. Bewegungsprogrammen, Gesundheitsberatungen, Vorsorgeuntersuchungen (vgl. Naidoo/ Wills, 2003 S.271).

Instrumenten der betrieblichen Förderung können etwa folgende sein: Gesundheitszirkel, Mitarbeiterbefragungen z.B. zur Ermittlung psychischer Belastungen, Job Rotation, Bewegungs- und Entspannungsprogramme, Flexibilisierung der Arbeitszeiten und Verbesserung der Arbeitsbedingungen.

3.2.1 Leitbild und Führungsgrundsätze

Leit- und Pflegeleitbilder dienen als Interpretationsmuster für Entscheidungen, Motivations- und Identifikationsprozessen sowie für Handlungen und zur Kommunikation. Sie stellen Sinnzusammenhänge her, die eine bestimmte Wahrnehmung nahe legen.

In den Führungsgrundsätzen stellt eine Organisation klar, mit welchen Führungskonzepten, Verständnissen und -Stilen die Zusammenarbeit erfolgen soll. Führungsgrundsätze stellen Philosophien der Unternehmenskultur sowie Ausmaß der Partizipation der Mitarbeiter dar. Gesundheitsförderliches Führungsverhalten braucht Fach- und Sozialkompetenz der Vorgesetzten. Das Verhalten der Führungskräfte kann Auswirkungen auf Motivation, Einsatzbereitschaft und auch die Gesundheit der Beschäftigten haben.

3.2.2 Unternehmenskultur

„Unternehmenskultur (Organisationskultur) im engen Sinne ist die Gesamtheit der im Unternehmen (in einer Organisation) – bewusst oder unbewusst – symbolisch oder sprachlich tradierten Wissensvorräte und Hintergrundüberzeugungen, Denkmuster und Weltinterpretationen, Wertvorstellungen und Verhaltensnormen, wie sie im Denken, Sprechen und Handeln der Unternehmensangehörigen (Organisationsangehörigen) regelmäßig zum Ausdruck kommen" (Ulrich 1984, S. 312). Die Bedeutung des Kulturkonzepts liegt in der besonderen Betonung der Mitarbeiterorientierung. Die Einbindung der Unternehmensangehörigen rückt damit verstärkt ins Blickfeld des Pflegmanagements.

3.2.3 Mitarbeiterpartizipation

Multiinterdisziplinäre Teams, in denen selbst bestimmt gearbeitet, geplant und entschieden wird, sind erforderlich, um eine effektive Zusammenarbeit zu erreichen. Sie dienen dazu, Aufgaben und Arbeitsprozesse zu koordinieren und gemeinschaftliche Vorstellungen über Ergebnisse und Zielsetzungen zu entwickeln.

Ebenso wie die Kommunikation unter den Mitarbeitern ist für eine erfolgreiche Umsetzung von Führungsaufgaben das Gespräch zwischen Vorgesetzten und Mitarbeitern notwendig. Dabei geht es nicht allein um die Vermittlung fachlicher Informationen, sondern darüber hinaus auch um die Persönlichkeitsentwicklung der Mitarbeiter sowie Aufgaben, Arbeitsprozesse und Arbeitsergebnisse. Es werden gemeinsam Lösungen erarbeitet, Hilfestellung gegeben und bei Konflikten zwischen Parteien vermittelt.

3.3 Projekt Gesundheitsförderung in der Altenpflegeausbildung

Erstmalig wurde ein 18-monatiges Gesundheitsförderungsprojekt im Rahmen der Altenpflegeausbildung der Altenheime der Stadt Mönchengladbach GmbH umgesetzt. Finanzielle und inhaltliche Unterstützung bot das Bundesministerium für Familie, Senioren, Frauen und Jugend (BMFSFJ), die AOK Rheinland sowie das Institut für Betriebliche Gesundheitsförderung.

Im Zentrum des Projekts stand die Fragestellung, wie auf die spezifischen Bedürfnisse der Altenpflegeschüler in Bezug auf die eigene Gesundheit reagiert werden kann und wie sich ihr Gesundheitsverhalten in der berufspraktischen Arbeit nachhaltig, das heißt auch über die Ausbildung hinaus, verbessern lässt.

Durch einen eigens entwickelten Fragenbogen wurden zunächst die Bedürfnisse der Auszubildenden analysiert. Aufbauend auf den Ergebnissen wurden sie zunächst für die berufsbedingten gesundheitlichen Risiken und Gefahren sensibilisiert. Für die theoretischen Grundlagen und praktischen Einübungen fand eine Gesundheitszirkelarbeit statt. Für das Erkennen von psychischen Belastungsfaktoren wurde ein Entspannungstraining entwickelt. Unterstützung erfuhren die Auszubildenden auch in einem mehrtägigen Seminar zum Umgang mit Sterben und Tod. Für Körperschonende Arbeitsweisen als Prävention von Muskel- und Skelettkrankungen wurden eine Schulung mit technischen Arbeitshilfen sowie für Kinästhetik angeboten. Für die Förderung spezieller kommunikativer Kompetenzen diente ein Workshop zur „Integrativen Validation".

Alle Maßnahmen des Gesundheitsförderprogramms zielen darauf ab, die Eigenverantwortung und Eigeninitiative zu fördern, aber auch zu fordern. Gesund leben und arbeiten muss jede Auszubildende und jeder Auszubildende selbst. In einer abschließenden Befragung gaben die Auszubildenden an das im Projektverlauf eine deutliche Sensibilisierung für das Thema der eigenen Gesundheit erreicht werden konnte (vgl. Bausch-Weis 2005, S.38 - 41).

4. Zusammenfassung

Das Gesundheitswesen generell und aktuell die Pflegeversicherung stehen vor fundamentalen notwendigen Reformen, die richtungweisend für die kommenden Jahre sein werden. Vorhandene ambulante, stationäre und rehabilitative Versorgungsstrukturen werden sich verändern müssen, um ein höheres Kosten-Nutzen Ergebnis zu erzielen. Um dieses Ziel zu erreichen, müssen neue Konzepte wie die Gesundheitsförderung und Prävention entscheidend integriert werden. Schnittstellen zwischen Gesundheitsberufen können durch multidisziplinäre Arbeitsteams reduziert und gleichzeitig neue Tätigkeitsfelder in den einzelnen Berufsbildern geschaffen werden.

Für Anbieter von Pflegedienstleistungen und der Volkswirtschaft resultieren hohe Kosten aus vermeidbaren Fehlzeiten, arbeitsbedingten Inanspruchnahme medizinischen Leistungen und Frühberentungen. Der wirtschaftliche Erfolg hängte mit vom Wissen und der Qualifikation sowie der Motivation der Beschäftigten ab. Gesunde und qualifizierte Mitarbeiter sind wichtige Erfolgsfaktoren in der Pflege.

Im Hinblick auf die dargestellten Belastungen im Pflegeberuf ist es deutlich geworden, das auf eine generelle Gesundheitsförderung mit ihren Methoden und explizit die betriebliche Gesundheitsförderung nicht verzichtet werden kann. Die salutogenetische Sichtweise und die systematische betriebliche Gesundheitsförderung begünstigen nicht nur die Gesundheit der Pflegemitarbeiter, sondern senken die krankheitsbedingten Kosten und steigern somit die Leistungsfähigkeit des Anbieters von Pflegedienstleistungen. Hier ergeben sich ungenützte Finanzierungsmöglichkeiten im Rahmen der Kostensenkung in einen ansonsten stark reglementierten Markt.

Eine differenzierte betriebliche Gesundheitsberichterstattung ist ein wesentlicher Bestandteil für eine systematische Strategie der betrieblichen Gesundheitsförderung. Wie im Projekt Gesundheitsförderung in der Altenpflegeausbildung dargestellt, muss an erster Stelle die Ist-Analyse der Situation bezüglich aller gesund- und krankheitsrelevanten Faktoren stattfinden. Anschließend können durch die vorgestellten Methoden auf den beschriebenen Ebenen der Gesundheitsförderung Maßnahmen im Sinne der Ottawa Charta initiiert werden, die Mitarbeiter zur Selbständigkeit behelfen sollen. Gesundheitsförderung und Arbeits- und Gesundheitsschutz konkurrieren nicht, sondern sollen sich ergänzen.

Ausblick

Gerade in Berufen im Gesundheitswesen sollte es eine Selbstverständlichkeit sein, eine Vorbildfunktion darbieten zu können, wie mit spezifischen beruflichen Belastungsfaktoren umgegangen wird bzw. diese kompensiert werden können. Hierzu sollten explizit Gesundheitsziele für Pflegekräfte in Pflegeberufen geschaffen werden, die aber im deutschen Gesundheitswesen bislang keine oder nur wenig Anwendung finden. Die Gesundheitsförderung bietet hierfür konstruktive Wege an, die darauf warten begangen zu werden.

Die Bedeutung der Gesundheits- und Pflegewissenschaft für die Pflege ist unverkennbar. Die beiden Wissenschaftszweige profitieren von ihren gegenseitigen Forschungsergebnissen und Bezugswissenschaften. Auf dieses fundierte Wissen sollen Pflegekräfte zurückgreifen können um ihre Arbeit zu evaluieren und die Qualität in der Pflege zu erhöhen. Die Gesundheitswissenschaft mit der salutogenetischer Sichtweise bietet ein Fundament für den Paradigmenwechsel in der Pflege hin zu einer gemeinsamen Gesundheitsorientierung. Die Gesundheits- und Pflegewissenschaft sollte sich in diesem Tätigkeitsfeld darum weiter etablieren.

Einen ersten und viel versprechenden Schritt hat der Gesetzgeber bereits gemacht: Durch die Einführung der neuen Berufsbezeichnung „Gesundheits- und Krankenpflegerin bzw. Gesundheits- und Krankenpfleger" (Krankenpflegegesetz, 2004, §1). Weitere Schritte in dieser Richtung sollten folgen, damit die Erkenntnisse der Gesundheitswissenschaft zu einem integralen Bestandteil der Pflegeberufe werden.

Literaturverzeichnis

AOK: Gesundheit + Gesellschaft- Blickpunkt: Gesundheitspolitische Newsletter. „URL: http://www.aokbv.de/imperia/md/content/aokbundesverband/dokumente/pdf/service/blickpunkt_1204.pdf. [Stand: 01.02.2006]".

AOK: Pressetext zum Erscheinen des Fehlzeitenreports 2004, (Bonn – Heidelberg 29.11.2004) „URL: http://wido.de/uploads/media/wido_pra_fzr04-pi_112004.pdf [Stand 02.01.2006]".

BARMER GESUNDHEITSREPORT 2004: (Wuppertal: Barmer Ersatzkasse 2004)

BAUCH-WEIS, G.: „Bewusstsein mit Biss" Altenpflege Jg. 30 (6/2005), S.38-41

BARTH; J.: Prävention durch Angst? – Stand der Forschung. Forschung und Praxis der Gesundheitsförderung Band 4. (Köln: Bundeszentrale für gesundheitliche Aufklärung 1998)

BENGEL; J / STRITTMATER; R / WILLMANN; H: Was erhält Menschen gesund?. Antonovskys Modell der Salutogenese – Diskussionsstand und Stellenwert. Band 6, erweiterte Neuauflage: (Köln: Bundeszentrale für gesundheitliche Aufklärung 2001)

BERUFSGENOSSENSCHAFT FÜR GESUNDHEITSDIENST UND WOHLFAHRTSPLFEGE: „Siechtum stresst am meisten" Altenpflege Jg. 30 (4/2005), S.19

BERUFSGENOSSENSCHAFT FÜR GESUNDHEITSDIENST UND WOHLFAHRTSPLFEGE: „Nachtwache" Altenpflege Jg. 29 (5/2004), S.8

BRIESKORN-ZINKE, M.: Public Health / Gesundheitsförderung für Pflegeberufe in der Europäischen Union. 2. Überarbeitete Fassung: (Berlin: Deutschen Berufsverband für Pflegeberufe e.V. 2004)

BRIESKORN-ZINKE, M.: Gesundheitsförderung in der Pflege: Ein Lehr- und Lernbuch zur Gesundheit: (Stuttgart- Berlin- Köln: Kohlhammer Verlag 1996)

BUNDESÄRTZEKAMMER: "Bündnis Gesundheit 2000". Mehr Menschlichkeit statt Durchökonomisierung. „URL: http://www.bundesaerztekammer.de/buendnis/30Buendnis.html [Stand: 02.02.2006]".

DEUTSCHE ARBEITSGEMEINSCHAFT SELBSTHILFE e.V. „URL: http://www.dag-selbsthilfegruppen.de/site/wir_ueber_uns/ziele [Stand: 13.01.2006]".

FRANZKOWIAK, P., KABA-SCHÖNSTEIN, L., LEHMANN, M., SABO, P.: Leitbegriffe der Gesundheitsförderung. Glossar zur Konzepten, Strategien und Methoden in der Gesundheitsförderung. 4. Erweiterte und überarbeite Auflage. Bundeszentrale für gesundheitliche Aufklärung 2003 (Hrsg.). (Schwabenheim a.d.Selz: Fachverlag Peter Sabo)

GÖCKENJAN; G.: „Stichwort: Gesundheit". In: Deppe, Hans-Ulrich (Hrsg.); Friedrich, Hannes (Hrsg.); Müller, Rainer (Hrsg.): Öffentliche Gesundheit – Public Health (Frankfurt: Campus Vlg. Ffm.1991)

HURRELMANN, K. / LASSER, U. (Hrsg.). Handbuch Gesundheitswissenschaften – Studienausgabe.(München – Weinheim: Juventa 2003)

JUCHLI, L.: Pflege: Praxis und Theorie der Gesundheits- und Krankenpflege. 7. Neubearbeitete Auflage: (Stuttgart – New York: Georg Thieme Verlag 1994)

KURATORIUM DEUTSCHE ALTERSHILFE: „Stress statt Entspannung" Altenpflege Jg. 29 (2/2004), S.9

MOERS, M.; SCHAEFFER, D; STEPPE, H.: Pflegetheorien und Pflegwissenschaft aus der USA – Relevanz für die deutsche Situation; in Schaeffer, D. et al. (Hrsg.): Pflegetheorien. Beispiele aus der USA (Bern: Hans Huber Verlag)

MÜLLER, E.: Pflegewissenschaft I: Studienbrief 2: Einführung in die Pflegewissenschaft und Instrumente zur Analyse und Bewertung von pflegetheoretischen Modellen. (Studienbrief der Fern-Fachhochschule Hamburg 2003)

MÜLLER, E.: Pflegewissenschaft I: Studienbrief 5: Pflegetheoretische Adaptionen im deutschen Sprachraum. (Studienbrief der Fern-Fachhochschule Hamburg 2003)

NAIDOO; J. / WILLS; J.: Lehrbuch der Gesundheitsförderung: 1. Auflage der deutschen Ausgabe: (Köln: Bundeszentrale für gesundheitliche Aufklärung 2003)

RESCHKE, K.: Gestaltung gesundheitsrelevanter Informationen. In Schwarzer, R. (Hrsg.): Gesundheitspsychologie. Ein Lehrbuch. (Göttingen: Hogrefe Verlag 1990)

SCHNEIDER-WOHLFAHRT, U./O. Wack (Hrsg.): Entspannt sein, Energie haben. Achtzehn Methoden der Körpererfahrung. (München: Beck 1994)

SOZIALGESETZBUCH V: Gesetzliche Krankenversicherung. Text mit ausführlichem Sachregister. 13. Auflage. (München: Deutscher Taschenbuch Verlag 2005)

STIFUNG GESUNDHEITSFÖRDERUNG SCHWEIZ
„URL: http://www.gesundheitsfoerderung.ch/de/hp/notion/default.asp [Stand: 04.01.2006]".

ULRICH; P.: Systemsteuerung und Kulturentwicklung: Auf der Suche nach einem ganzheitlichen Paradigma der Managementlehre. Die Unternehmung 38 (4/1984), S.303-325

WALLER; H.: Gesundheitswissenschaft: Studienbrief 1: Einführung und Gesundheitskonzepte im Überblick. (Studienbrief der Fern-Fachhochschule Hamburg o.J.)

WALLER; H.: Gesundheitswissenschaft: Studienbrief 6: Handlungsmethoden (1) - Gesundheitsförderung. (Studienbrief der Fern-Fachhochschule Hamburg o.J.)

WINTER; MAIK H-J.: Die ersten Pflegeakademiker in Deutschland: Arbeitsmarktperspektiven und Berufsverbleib in der Altenpflege (Bern: Verlag Hans Huber 2005)

WOLRD HEALTH ORGANIZATION: Verfassung. Genf (1948) „URL: http://www.who.int/about/definition/en/print.html [Stand: 15.01.2006]".

WOLRD HEALTH ORGANIZATION: Ottawa-Charta zur Gesundheitsförderung. Genf. (1986) „URL: http://www.euro.who.int/AboutWHO/Policy/20010827_2?language= German [Stand: 13.01.2006]".

WOLRD HEALTH ORGANIZATION: Verfassung. Definition Gesundheitserziehung und Gesundheitsbildung. Genf (1998) „URL: http://www.ldb.org/vl/top/glossary.pdf [Stand: 12.01.2006]".